KREBS REZEPTE KOCHBUCH FÜR ANFÄNGER

Kochen für Komfort und Kraft und schmackhafte Rezepte, um Ihre Heilungsreise zu fördern. (Ausgabe 2024)

Kerry O. Smith

URHEBERRECHT

INHALTSVERZEICHNIS

EINLEITUNG

Bedenken Sie Folgendes: Die Diagnose trifft Sie wie eine Schurkenwelle, die Ihnen den Boden unter den Füßen wegreißt. Krebs. Der Satz hängt schwer und wirft einen Schatten auf jede Mahlzeit, jeden Bissen. Essen, das einst eine Quelle des Genusses war, ist plötzlich zu einem Schlachtfeld geworden. Was kann man essen? Was sollte vermieden werden? Wo soll man überhaupt anfangen?

Lernen Sie Kate kennen. Als bei ihr im Alter von 38 Jahren Brustkrebs diagnostiziert wurde, beschränkte sich ihre Welt auf Krankenhauskittel und sterile Tabletts.

Die Vorstellung, eine Mahlzeit zuzubereiten, geschweige denn zu genießen, war einschüchternd. Trotz der Angst entzündete sich ein kleiner Funke des Trotzes. Das Essen wäre nicht der Gegner, sondern ihre Waffe.

Kate begab sich auf eine Entdeckungsreise, angetrieben von ihrem Engagement. Sie ging Unmengen von Daten durch, trennte Mythen von Wahrheiten und Modediäten von evidenzbasierten Ratschlägen. Langsam entstand ein neuer Ansatz: keine Zwänge, nur eine lebendige Symphonie von Aromen und Nährstoffen.

Dieses Kochbuch ist Kates Vermächtnis und zeigt die Kraft schmackhafter, nahrhafter Mahlzeiten während der Krebsbehandlung. Es ist mehr als nur eine Zusammenstellung von Rezepten; Es ist ein Leitfaden, um Ihre Küche, Ihren Appetit und Ihr Gefühl der Kontrolle wiederzuerlangen.

Unabhängig von Ihren Ernährungseinschränkungen, Vorlieben oder kulinarischen Erfahrungen finden Sie auf diesen Seiten:

- Einfache, schmackhafte Rezepte: Vergessen Sie langweilige Krankenhauskost. Jedes Gericht ist ein Fest des Geschmacks, das Ihre Sinne verwöhnt und Ihren Körper nährt.

- Anfängerfreundliche Anleitung: Egal, ob Sie ein erfahrener Koch oder ein Küchenanfänger sind, klare Anweisungen und hilfreiche Tipps sorgen dafür, dass Sie im Handumdrehen köstliche Mahlzeiten zubereiten.

- Krebsspezifische Erkenntnisse: Erfahren Sie mehr über die Rolle bestimmter Inhaltsstoffe bei der Unterstützung Ihres Wohlbefindens während der Behandlung.

- Hoffnung und Inspiration: Kates Geschichte und die anderer Überlebender, die sich durch das Buch ziehen, erinnern dich daran, dass du nicht allein bist.

Akzeptiere Essen als Verbündeten, nicht als Feind. Lassen Sie sich von diesem Kochbuch auf eine köstliche Entdeckungsreise mitnehmen, die Sie befähigt, Ihren Körper und Geist zu heilen und gleichzeitig mit jeder Mahlzeit Freude zurückzugewinnen. Dies ist mehr als nur ein Kochbuch; Es ist ein Aufruf, trotz Diagnose und Einschränkungen zu gedeihen.

Wie nahrhafte Lebensmittel eine wichtige Rolle bei der Behandlung von Krebs und der Unterstützung Ihres Wohlbefindens während der Behandlung spielen können

1. Stärkung Ihres Immunsystems: Krebsbehandlungen können Ihr Immunsystem schwächen und Sie anfälliger für Infektionen machen. Lebensmittel, die reich an Vitaminen, Mineralien und Antioxidantien sind, wie Obst, Gemüse und Vollkornprodukte, tragen dazu bei, Ihre Immunantwort zu stärken, so dass Ihr Körper Krankheiten besser abwehren kann.

2. Reduzierung von Entzündungen: Chronische Entzündungen werden mit verschiedenen Krebsarten in Verbindung gebracht und können einige Nebenwirkungen verschlimmern. Entzündungshemmende Lebensmittel wie Beeren, fetter Fisch und Blattgemüse können helfen, Entzündungen zu reduzieren, was sowohl Ihrer allgemeinen Gesundheit als auch Ihrer Behandlungserfahrung zugute kommen kann.

3. Umgang mit Nebenwirkungen: Viele Krebsbehandlungen verursachen Nebenwirkungen wie Müdigkeit, Übelkeit und Durchfall. Bestimmte Lebensmittel können helfen, diese Symptome zu lindern. Zum Beispiel kann Ingwer Übelkeit lindern, während Joghurt mit Probiotika die Verdauung unterstützen kann. Ihr medizinisches Team oder ein registrierter Ernährungsberater kann Ihnen bestimmte

Ernährungsoptionen vorschlagen, um Ihre besonderen Nebenwirkungen zu behandeln.

4. Aufbau und Reparatur von Geweben: Die Behandlung kann gesundes Gewebe schädigen, so dass Protein für die Heilung und Genesung von entscheidender Bedeutung ist. Magere Proteinquellen wie Fisch, Bohnen und Geflügel liefern die Bausteine, die Ihr Körper braucht, um sich selbst wieder aufzubauen und zu reparieren.

5. Aufrechterhaltung des Energieniveaus: Müdigkeitsgefühle sind während der Krebsbehandlung häufig. Die Wahl komplexer Kohlenhydrate wie Vollkornprodukte und Süßkartoffeln liefert anhaltende Energie und hilft Ihnen, sich den ganzen Tag über aktiver und engagierter zu fühlen.

6.   Verbesserung des psychischen Wohlbefindens: Der Verzehr nahrhafter Lebensmittel kann zu Ihrem allgemeinen Wohlbefinden beitragen, einschließlich Ihrer psychischen Gesundheit. Gesunde Entscheidungen zu treffen und schmackhafte Mahlzeiten zu genießen, kann eine Form der Selbstfürsorge sein, die Ihre Stimmung und Ihr Gefühl der Kontrolle in einer herausfordernden Zeit steigert.

DIE REZEPTE

FRÜHSTÜCK

1. Tropischer Power-Smoothie

Für: 1

Zubereitungszeit: 5 Minuten

Zutaten:

- 1 Tasse gefrorene gemischte Beeren (Mango, Ananas, Erdbeere)
- 1/2 Banane, reif und geschält
- 1/2 Tasse griechischer Naturjoghurt
- 1/4 Tasse ungesüßte pflanzliche Milch (Mandel, Kokosnuss, Hafer)
- 1 Messlöffel Proteinpulver (optional)
- 1/4 Tasse Spinat (abgepackt)

- 1/2 Teelöffel gemahlener Ingwer
- 1/4 Teelöffel gemahlener Kurkuma
- Prise Zimt
- Eiswürfel (optional)

Anweisungen:

➢ Alle Zutaten in einen Mixer geben und pürieren, bis eine glatte Masse entsteht. Füge Eiswürfel hinzu, um eine dickere Konsistenz zu erhalten, falls gewünscht.

➢ Sofort genießen!

Nährwertangaben:

Kalorien: 250-300 (ohne Proteinpulver)

Eiweiß: 15-20g (mit Proteinpulver)

Kohlenhydrate: 30-35g

Fett: 5-10g

Ballaststoffe: 3-4g

Vitamine: A, C, E, K

Mineralstoffe: Kalium, Magnesium, Kalzium

Zusätzliche Präferenz
Fühlen Sie sich frei, gefrorenes Obst durch frisches Obst in der gleichen Menge zu ersetzen.
Verwenden Sie verschiedene griechische Joghurtaromen oder fügen Sie Vanilleextrakt hinzu, um einen süßeren Geschmack zu erzielen.
Fügen Sie Chiasamen oder Leinsamen hinzu, um zusätzliche Ballaststoffe und Omega-3-Fettsäuren zu erhalten.

2. Rührei mit Spinat und Feta

Für: 1

Zubereitungszeit: 10 Minuten

Zutaten:

- 2 große Eier
- 1 Esslöffel Milch (milch- oder pflanzlich)
- 1/4 Tasse gehackter Spinat
- 1/4 Tasse zerbröckelter Fetakäse
- 1/4 Teelöffel Olivenöl
- Salz und Pfeffer nach Geschmack

Anweisungen:

➢ Eier und Milch in einer Schüssel verquirlen.

- ➢ Olivenöl in einer beschichteten Pfanne bei mittlerer Hitze erhitzen.
- ➢ Spinat dazugeben und kochen, bis er zusammenfällt.
- ➢ Die Eimasse dazugießen und vorsichtig rühren, bis sie fast fest ist.
- ➢ Fetakäse unterrühren und mit Salz und Pfeffer abschmecken.
- ➢ Sofort mit Vollkorntoast oder Obst servieren.

Nährwertangaben:

Kalorien: 250-300

Eiweiß: 20g

Kohlenhydrate: 10-15g

Fett: 10-15g (je nach Olivenöl und Feta)

Vitamine: A, B12, D, E

Mineralstoffe: Eisen, Kalzium, Zink

Zusätzliche Präferenz
Füge gehacktes Gemüse wie Zwiebeln, Paprika oder Pilze hinzu, um mehr Geschmack und Nährstoffe zu erhalten.
Verwenden Sie fettarmen oder fettfreien Fetakäse, um den Gehalt an gesättigten Fettsäuren zu reduzieren.

Mit zusätzlichen Toppings wie Avocadoscheiben oder gehackten frischen Kräutern servieren.

3. Tofu-Rührei mit Kurkuma und Gemüse

Für: 1

Zubereitungszeit: 5 Minuten

Kochzeit: 10-15 Minuten

Zutaten:

- 1 Block fester Tofu, abgetropft und gepresst
- 1/4 Tasse gewürfelte rote Paprika
- 1/4 Tasse gewürfelte Zwiebel
- 1/4 Tasse gehackter Spinat
- 1/2 Teelöffel Kurkuma
- 1/4 Teelöffel gemahlener Ingwer

- Prise Salz und Pfeffer
- 1 Esslöffel Olivenöl

Anweisungen:

- Tofu in mundgerechte Stücke zerbröseln.
- Olivenöl in einer beschichteten Pfanne bei mittlerer Hitze erhitzen.
- Paprika und Zwiebel dazugeben und kochen, bis sie weich sind.
- Spinat, Kurkuma und Ingwer dazugeben und eine weitere Minute kochen lassen.
- Zerbröckelten Tofu dazugeben und kochen, bis er durchgegart ist.
- Mit Salz und Pfeffer abschmecken.

Nährwertangaben:

Kalorien: 250-300

Eiweiß: 20g

Kohlenhydrate: 20g

Fett: 10g

Ballaststoffe: 5g

Vitamine: C, K, B12

Mineralstoffe: Eisen, Kalzium, Magnesium

Zusätzliche Präferenz
Füge Tomatenwürfel, gehackte Pilze oder anderes Gemüse hinzu, um mehr Abwechslung zu schaffen.
Verwenden Sie Hefeflocken für einen käsigen Geschmack oder servieren Sie sie mit veganen Käsestreuseln.
Mit gehackten frischen Kräutern wie Koriander oder Petersilie belegen.

4. Süßkartoffel-Toast mit Avocado und Sprossen

Für: 1

Zubereitungszeit: 5 Minuten

Kochzeit: 20-25 Minuten für Süßkartoffeln

Zutaten:

- 1 mittelgroße Süßkartoffel, in dicke Scheiben geschnitten
- 1/2 Avocado, püriert
- 1/4 Tasse Sonnenblumenkernsprossen
- Prise Salz und Pfeffer

Anweisungen:

➢ Den Ofen auf 200°C (400°F) vorheizen.

- ➢ Süßkartoffelscheiben auf ein Backblech legen und 20-25 Minuten backen, bis sie weich sind.
- ➢ Während die Süßkartoffel backt, die Avocado mit Salz und Pfeffer pürieren.
- ➢ Avocadopüree auf gerösteten Süßkartoffelscheiben verteilen.
- ➢ Mit Sonnenblumenkernsprossen belegen.

Nährwertangaben:

Kalorien: 250-300

Eiweiß: 4g

Kohlenhydrate: 40g

Fett: 15g

Ballaststoffe: 5g

Vitamine: A, C, E, K

Mineralstoffe: Kalium, Magnesium, Eisen

Zusätzliche Präferenz
Verwende verschiedene Beläge wie geschnittene Tomaten, zerbröckelten Fetakäse oder einen Spritzer Olivenöl.
Mit Kürbiskernen, Chiasamen oder Hefeflocken bestreuen, um einen zusätzlichen Nährstoffschub zu erhalten.
Die Süßkartoffelscheiben über einer Grillpfanne rösten, um einen rauchigen Geschmack zu erhalten.

5.   Ei & Veggie Frittata

Für: 2

Zubereitungszeit: 10 Minuten

Kochzeit: 20-25 Minuten

Zutaten:

- 2 Eier
- 1/4 Tasse gehackte Zwiebel
- 1/4 Tasse gehackte Paprika (beliebige Farbe)
- 1/2 Tasse gehackter Spinat
- 1/4 Tasse zerbröckelter Fetakäse (optional)
- 1 Esslöffel Olivenöl
- Salz und Pfeffer nach Geschmack

Anweisungen:

➢ Den Ofen auf 200°C (400°F) vorheizen.

- Olivenöl in einer beschichteten ofenfesten Pfanne bei mittlerer Hitze erhitzen.
- Zwiebel und Paprika dazugeben und anbraten, bis sie weich sind.
- Spinat dazugeben und kochen, bis er zusammenfällt.
- In einer separaten Schüssel Eier, Salz und Pfeffer verquirlen.
- Die Eiermasse in die Pfanne mit dem Gemüse geben.
- Mit Fetakäse bestreuen (falls verwendet).
- Im vorgeheizten Ofen 15-20 Minuten backen, bis die Eier fest sind und die Frittata gar ist.
- Heiß servieren, in Spalten schneiden.

Nährwertangaben:

Kalorien: 200-250 pro Portion

Eiweiß: 12-15g pro Portion

Kohlenhydrate: 10-15g pro Portion

Fett: 10-15g pro Portion (je nach Topping)

Vitamine: A, C, E, K (aus Gemüse)

Mineralstoffe: Eisen, Kalzium, Magnesium (aus Eiern)

Zusätzliche Präferenz
Werden Sie kreativ mit dem Gemüse! Füge gehackte Pilze, Tomaten, Brokkoli oder andere Favoriten hinzu.
Verwenden Sie fettarmen oder fettfreien Fetakäse, um den Gehalt an gesättigten Fettsäuren zu reduzieren.
Mit frischen Kräutern wie Petersilie oder Dill für zusätzlichen Geschmack garnieren.

> Für eine vegetarische Variante kannst du den Fetakäse weglassen und Hefeflocken verwenden, um einen käsigen Geschmack zu erzielen.

6. Haferflocken mit Beeren und Nüssen

Für: 1

Zubereitungszeit: 5 Minuten

Zubereitungszeit: 5-7 Minuten

Zutaten:

- 1/2 Tasse Haferflocken

- 1 Tasse Wasser oder Milch (auf Milch- oder pflanzlicher Basis)

- 1/4 Tasse frische oder gefrorene Beeren (Heidelbeeren, Himbeeren, Erdbeeren)

- 1 Esslöffel gehackte Nüsse (Mandeln, Walnüsse, Pekannüsse)

- 1/4 Teelöffel Zimt

- Honig oder Ahornsirup (optional)

Anweisungen:

➢ In einem Topf Haferflocken und Wasser oder Milch vermischen.

➢ Bei mittlerer Hitze zum Kochen bringen, dann die Hitze reduzieren und unter gelegentlichem Rühren 5-7

Minuten köcheln lassen, bis die Haferflocken durchgegart und cremig sind.

➢ Vom Herd nehmen und Beeren, Nüsse und Zimt unterrühren.

➢ Nach Belieben mit Honig oder Ahornsirup beträufeln.

➢ Genießen Sie die Wärme!

Nährwertangaben:

Kalorien: 300-350

Eiweiß: 5-10g

Kohlenhydrate: 40-50g

Fett: 10-15g

Ballaststoffe: 5-10g

Vitamine: C, K, E (aus Beeren)

Mineralstoffe: Magnesium, Eisen, Mangan (aus Nüssen)

Zusätzliche Präferenz
Verwenden Sie verschiedene Hafersorten wie Haferflocken oder Haferflocken und passen Sie die Kochzeit entsprechend an.
Füge einen Messlöffel Proteinpulver hinzu, um einen zusätzlichen Proteinschub zu erhalten.
Ersetze sie durch verschiedene Früchte wie gehackten Apfel, Banane oder Mango.
Verwenden Sie Chiasamen oder Leinsamen für zusätzliche Ballaststoffe und Omega-3-Fettsäuren.

MITTAGESSEN

1. Linsensuppe mit Gemüse und Kräutern

Für: 2

Zubereitungszeit: 10 Minuten

Zubereitungszeit: 30 Minuten

Zutaten:

- 1 Esslöffel Olivenöl
- 1/2 Zwiebel, gehackt
- 1 Karotte, gehackt
- 1 Stange Sellerie, gehackt
- 2 Knoblauchzehen, gehackt
- 1 Tasse braune Linsen, abgespült
- 4 Tassen Gemüsebrühe

- 1 (14,5 oz) Dose gewürfelte Tomaten, nicht abgetropft
- 1 Lorbeerblatt
- 1/2 Teelöffel getrockneter Thymian
- 1/4 Teelöffel getrockneter Oregano
- Salz und Pfeffer nach Geschmack
- Frische Petersilie oder Koriander, gehackt (optional)

Anweisungen:

➢ Olivenöl in einem großen Topf bei mittlerer Hitze erhitzen.

➢ Zwiebel, Karotte und Sellerie hinzufügen und ca. 5 Minuten kochen, bis sie weich sind.

➢ Knoblauch dazugeben und eine weitere Minute anbraten.

- ➢ Linsen, Gemüsebrühe, Tomatenwürfel, Lorbeerblatt, Thymian und Oregano unterrühren.
- ➢ Zum Kochen bringen, dann die Hitze reduzieren und 20 Minuten köcheln lassen, bis die Linsen weich sind.
- ➢ Mit Salz und Pfeffer abschmecken.
- ➢ Das Lorbeerblatt vor dem Servieren entfernen.
- ➢ Nach Belieben mit frischer Petersilie oder Koriander garnieren.

Nährwertangaben:

Kalorien: 250-300 pro Portion

Protein: 15-20g pro Portion

Kohlenhydrate: 30-35g pro Portion

Fett: 5-10g pro Portion

Ballaststoffe: 10-15g pro Portion

Vitamine: A, C, K, E (aus Gemüse)

Mineralstoffe: Eisen, Magnesium, Kalium (aus Linsen)

Zusätzliche Präferenz:
Für eine dickere Suppe einen Teil der gekochten Linsen mit einer Gabel gegen den Topfrand drücken.
Du kannst auch anderes Gemüse wie Spinat, Zucchini oder gehackte Pilze hinzufügen.
Verwenden Sie vorgewaschenes und gehacktes Gemüse für eine noch schnellere Zubereitungszeit.
Servieren Sie es mit einem Vollkornbrötchen oder Crackern für zusätzliche Ballaststoffe.

2. Hähnchensalat mit Trauben und Joghurt

Für: 1

Zubereitungszeit: 10 Minuten

Zutaten:

- 3 Unzen gekochte gegrillte Hähnchenbrust, zerkleinert
- 1/4 Tasse kernlose rote Trauben, halbiert
- 1/4 Tasse griechischer Naturjoghurt
- 1 Esslöffel Mayonnaise (hell oder auf griechischer Joghurtbasis)
- 1 Teelöffel Dijon-Senf
- 1/4 Teelöffel Selleriesamen
- Salz und Pfeffer nach Geschmack

- Salatblätter, zum Einwickeln (optional)

Anweisungen:

➢ Alle Zutaten in einer Schüssel vermischen und gut vermischen.

➢ Passen Sie die Gewürze nach Geschmack an.

➢ Nach Belieben auf Salatblättern oder als Dip mit Vollkorncrackern servieren.

Nährwertangaben:

Kalorien: 250-300

Eiweiß: 20-25g

Kohlenhydrate: 20-25g

Fett: 10-15g

Ballaststoffe: 2-3g

Vitamine: A, C, E (aus Trauben)

Mineralstoffe: Eisen, Magnesium, Selen (aus Huhn)

Zusätzliche Präferenz:
Verwenden Sie gekochte Hähnchenbrust aus der Dose.
Ersetze andere Früchte wie gewürfelte Äpfel, Birnen oder Beeren.
Für eine vegetarische Option kannst du das Hühnchen durch zerbröckelten Tofu ersetzen.
Experimentieren Sie mit verschiedenen Kräutern und Gewürzen, um den Geschmack zu variieren.

3.   Cremige Tomaten-Zucchini-Nudeln

Für: 2

Zubereitungszeit: 15 Minuten

Zubereitungszeit: 20 Minuten

Zutaten:

- 1 Esslöffel Olivenöl

- 1/2 Zwiebel, gehackt

- 1 Knoblauchzehe, gehackt

- 1 (14,5 oz) Dose gewürfelte Tomaten, nicht abgetropft

- 1/2 Tasse Gemüsebrühe

- 1/2 Tasse fettarmer Ricotta-Käse

- 1/4 Tasse geriebener Parmesan (optional)

- 1/4 Teelöffel getrockneter Oregano

- Prise rote Chiliflocken (optional)
- Salz und Pfeffer nach Geschmack
- 8 Unzen Vollkornnudeln, gekocht nach Packungsanweisung
- 1 mittelgroße Zucchini, spiralisiert oder in dünne Scheiben geschnitten
- Frisches Basilikum oder Petersilie, gehackt (optional)

Anweisungen:

- Olivenöl in einer großen Pfanne bei mittlerer Hitze erhitzen.
- Zwiebel dazugeben und ca. 5 Minuten anbraten, bis sie weich sind.
- Knoblauch dazugeben und eine weitere Minute anbraten.
- Tomatenwürfel, Gemüsebrühe, Ricotta, Parmesan (falls verwendet),

Oregano und rote Chiliflocken (falls verwendet) unterrühren.

➤ Zum Köcheln bringen und 5 Minuten kochen lassen, dabei gelegentlich umrühren.

➤ Mit Salz und Pfeffer abschmecken.

➤ Gekochte Nudeln und Zucchini in die Soße geben und vermengen.

➤ Etwa 2 Minuten erhitzen.

➤ Nach Belieben mit frischem Basilikum oder Petersilie garnieren.

Nährwertangaben:

Kalorien: 300-350 pro Portion

Eiweiß: 20-25g pro Portion

Kohlenhydrate: 40-45g pro Portion

Fett: 10-15g pro Portion

Ballaststoffe: 5-10g pro Portion

Vitamine: A, C, K (aus Gemüse)

Mineralstoffe: Kalzium, Kalium, Phosphor (aus Ricotta)

Zusätzliche Präferenz:
Verwende vorspiralisierte Zucchini für eine noch schnellere Zubereitungszeit.
Ersetze anderes Gemüse wie gehackten Brokkoli, Spinat oder Pilze.
Für eine vegane Variante kannst du den Parmesan weglassen und veganen Ricotta-Käse verwenden.

4. Thunfischsalat Pita-Taschen

Für: 2

Zubereitungszeit: 10 Minuten

Zutaten:

- 2 (6 Zoll) Vollkorn-Fladenbrot, halbiert und erwärmt
- 2 Unzen Thunfisch aus der Dose, Flocken
- 1/4 Tasse gehackter Sellerie
- 1/4 Tasse gehackte rote Zwiebel
- 2 Esslöffel griechischer Naturjoghurt
- 1 Esslöffel Mayonnaise (hell oder auf griechischer Joghurtbasis)
- 1 Teelöffel Dijon-Senf
- 1/4 Teelöffel getrockneter Dill
- Salz und Pfeffer nach Geschmack
- Salatblätter (optional)

Anweisungen:

➢ Alle Zutaten bis auf die Salatblätter in einer Schüssel vermischen und gut vermischen.

➢ Passen Sie die Gewürze nach Geschmack an.

➢ Jede Pita-Tasche nach Belieben mit Thunfischsalatmischung und Salatblättern füllen.

Nährwertangaben:

Kalorien: 250-300 pro Portion

Eiweiß: 20-25g pro Portion

Kohlenhydrate: 30-35g pro Portion

Fett: 10-15g pro Portion

Ballaststoffe: 2-3g pro Portion

Vitamine: A, C, E (aus Gemüse)

Mineralstoffe: Eisen, Selen, Phosphor (aus Thunfisch)

Zusätzliche Präferenz:
Ersetzen Sie Thunfisch durch Lachs aus der Dose oder gekochte Hähnchenbrust.
Füge gehackte Gurken oder anderes Gemüse hinzu, um mehr Crunch zu erhalten.
Verwende Vollkorntortillas anstelle von Fladenbrot.
Packen Sie dieses Rezept in eine Kühlbox für ein tragbares Mittagessen.

5. Curry-Hähnchensalat mit Mango-Chutney

Für: 1

Zubereitungszeit: 10 Minuten

Zutaten:

- 3 Unzen gekochte gegrillte Hähnchenbrust, zerkleinert
- 1/4 Tasse gehackte rote Zwiebel
- 1/4 Tasse gehackter Sellerie
- 1 Esslöffel griechischer Naturjoghurt
- 1 Esslöffel helle Mayonnaise
- 1 Teelöffel Currypulver
- 1/2 Teelöffel gemahlener Ingwer
- 1/4 Tasse gehacktes Mango-Chutney (oder weniger, nach Geschmack)
- Salz und Pfeffer nach Geschmack
- Salatblätter, zum Einwickeln (optional)

Anweisungen:

- ➢ Alle Zutaten bis auf die Salatblätter in einer Schüssel vermischen und gut vermischen.
- ➢ Passen Sie die Gewürze nach Geschmack an.
- ➢ Nach Belieben auf Salatblättern oder als Dip mit Vollkorncrackern servieren.

Nährwertangaben:

Kalorien: 250-300

Eiweiß: 20-25g

Kohlenhydrate: 20-25g

Fett: 10-15g

Ballaststoffe: 2-3g

Vitamine: A, C, E (aus Mango)

Mineralstoffe: Eisen, Magnesium, Selen (aus Huhn)

Zusätzliche Präferenz:
Ersetzen Sie gegrilltes Hähnchen durch übrig gebliebenes gebratenes Hähnchen oder Truthahn.
Verwenden Sie andere Früchte wie gewürfelte Äpfel oder Trauben für ein anderes Geschmacksprofil.
Lassen Sie Mango-Chutney weg oder passen Sie die Menge an, wenn Sie einen milderen Geschmack bevorzugen.
Fügen Sie geröstete Cashewnüsse oder Mandeln hinzu, um zusätzliches Protein und Crunch zu erhalten.

6. Cremiges Sandwich mit Avocado und weißen Bohnen

Für: 1

Zubereitungszeit: 10 Minuten

Zutaten:

- 2 Scheiben Vollkornbrot

- 1/4 Avocado, püriert

- 1/4 Tasse gekochte weiße Bohnen (Cannellini oder Pinto)

- 1 Esslöffel griechischer Naturjoghurt

- 1 Teelöffel Zitronensaft

- 1/4 Teelöffel getrockneter Oregano

- Salz und Pfeffer nach Geschmack

- Salat- und Tomatenscheiben (optional)

Anweisungen:

➢ Avocado in einer Schüssel zerdrücken.

➢ Weiße Bohnen, griechischen Joghurt, Zitronensaft, Oregano, Salz und Pfeffer unterrühren.

➢ Die Avocadomischung auf einer Scheibe Brot verteilen.

➢ Nach Belieben mit Salat und Tomatenscheiben belegen.

➢ Mit der anderen Scheibe Brot belegen und genießen!

Nährwertangaben:

Kalorien: 250-300

Eiweiß: 15-20g

Kohlenhydrate: 30-35g

Fett: 10-15g

Ballaststoffe: 5-10g

Vitamine: A, C, E (aus Avocado)

Mineralstoffe: Eisen, Magnesium, Kalium (aus weißen Bohnen)

Zusätzliche Präferenz:
Verwenden Sie pürierte Kichererbsen anstelle von weißen Bohnen für einen anderen Geschmack.
Gehackte Gurke oder Paprika für zusätzlichen Crunch hinzufügen.
Toasten Sie das Brot für eine warme und knusprige Variante.
Für zusätzlichen Geschmack mit Balsamico-Essig oder Olivenöl beträufeln.

7. Lachs- und Gemüsespieße mit Zitronen-Dill-Joghurtsauce

Für: 2

Zubereitungszeit: 10 Minuten

Zubereitungszeit: 15-20 Minuten

Zutaten:

- 4 Unzen Lachsfilet, in mundgerechte Stücke geschnitten
- 1 Paprika, in Quadrate geschnitten
- 1 kleine Zucchini, in Stücke geschnitten
- 1 rote Zwiebel, in Spalten geschnitten
- 8 Kirschtomaten

- 1 Esslöffel Olivenöl
- 1/2 Teelöffel getrockneter Oregano
- Salz und Pfeffer nach Geschmack
- 1/4 Tasse griechischer Naturjoghurt
- 1 Esslöffel gehackter frischer Dill
- 1 Teelöffel Zitronensaft
- Holzspieße

Anweisungen:

- Ofen auf 200°C (400°F) vorheizen.
- Lachs, Paprika, Zucchini, Zwiebeln und Tomaten abwechselnd auf Spieße stecken.
- Die Spieße mit Olivenöl, Oregano, Salz und Pfeffer beträufeln.
- Die Spieße auf ein mit Backpapier ausgelegtes Backblech legen.

- ➢ 15-20 Minuten backen, bis der Lachs gar und das Gemüse weich ist.
- ➢ Während die Spieße backen, Joghurt, Dill und Zitronensaft in einer kleinen Schüssel verquirlen.
- ➢ Spieße mit Zitronen-Dill-Joghurtsauce zum Dippen servieren.

Nährwertangaben:

Kalorien: 300-350 pro Portion

Eiweiß: 25-30g pro Portion

Kohlenhydrate: 20-25g pro Portion

Fett: 10-15g pro Portion

Ballaststoffe: 2-3g pro Portion

Vitamine: A, C, E (aus Gemüse)

Mineralstoffe: Eisen, Selen, Omega-3-Fettsäuren (aus Lachs)

Zusätzliche Präferenz:
Verwende vorgeschnittenes Gemüse für eine schnellere Zubereitung.
Ersetzen Sie Lachs durch andere Fische wie Kabeljau oder Heilbutt.
Verwende Spieße aus eingeweichtem Bambus oder Edelstahl.
Mit braunem Reis oder Quinoa für eine komplette Mahlzeit servieren.

8. Linsensuppe mit Kokosmilch und Süßkartoffel

Für: 2

Zubereitungszeit: 10 Minuten

Zubereitungszeit: 30 Minuten

Zutaten:

- 1 Esslöffel Olivenöl

- 1 Zwiebel, gehackt

- 1 Karotte, gehackt

- 1 Stange Sellerie, gehackt

- 2 Knoblauchzehen, gehackt

- 1 Tasse braune Linsen, abgespült

- 4 Tassen Gemüsebrühe

- 1 (14,5 oz) Dose gewürfelte Tomaten, nicht abgetropft

- 1 mittelgroße Süßkartoffel, geschält und gewürfelt

- 1 (13,5 oz) Dose ungesüßte Kokosmilch

- 1/2 Teelöffel gemahlener Ingwer
- 1/4 Teelöffel gemahlener Kurkuma
- Salz und Pfeffer nach Geschmack
- Gehackter frischer Koriander, zum Garnieren (optional)

Anweisungen:

➤ Olivenöl in einem großen Topf bei mittlerer Hitze erhitzen.

➤ Zwiebel, Karotte und Sellerie hinzufügen und ca. 5 Minuten kochen, bis sie weich sind.

➤ Knoblauch dazugeben und eine weitere Minute anbraten.

➤ Linsen, Gemüsebrühe, Tomatenwürfel, Süßkartoffeln, Kokosmilch, Ingwer und Kurkuma unterrühren.

- ➢ Zum Kochen bringen, dann die Hitze reduzieren und 20 Minuten köcheln lassen, bis die Linsen und die Süßkartoffel weich sind.
- ➢ Mit Salz und Pfeffer abschmecken.
- ➢ Heiß servieren und nach Belieben mit gehacktem Koriander garnieren.

Nährwertangaben:

Kalorien: 300-350 pro Portion

Eiweiß: 20-25g pro Portion

Kohlenhydrate: 40-45g pro Portion

Fett: 10-15g pro Portion

Ballaststoffe: 10-15g pro Portion

Vitamine: A, C, E (aus Gemüse)

Mineralstoffe: Eisen, Magnesium, Kalium (aus Linsen)

Zusätzliche Präferenz:
Verwenden Sie vorgewaschenes und gehacktes Gemüse für eine schnellere Zubereitung.
Ersetze Kichererbsen oder andere Bohnen aus der Dose durch Kichererbsen oder andere Bohnen aus der Dose.
Passen Sie die Menge der Kokosmilch an, um die gewünschte Cremigkeit zu erzielen.
Servieren Sie es mit einem Vollkornbrötchen oder Crackern für zusätzliche Ballaststoffe.

ABENDESSEN

1. Lachs mit gebratenem Gemüse und Zitronen-Dill-Quinoa

Für: 2

Zubereitungszeit: 15 Minuten

Kochzeit: 20-25 Minuten

Zutaten:

Für den Lachs:

- 4 Unzen Lachsfilet, mit oder ohne Haut
- 1 Esslöffel Olivenöl
- 1/2 Teelöffel getrockneter Thymian
- Salz und Pfeffer nach Geschmack

Für das gebratene Gemüse:

- 1/2 rote Paprika, in Scheiben geschnitten
- 1/2 grüne Paprika, in Scheiben geschnitten
- 1 Zucchini, in Scheiben geschnitten
- 1 gelber Kürbis, in Scheiben geschnitten
- 1 rote Zwiebel, geviertelt
- 1 Esslöffel Olivenöl
- 1/2 Teelöffel getrockneter Oregano
- Salz und Pfeffer nach Geschmack

Für den Zitronen-Dill-Quinoa:

- 1 Tasse Quinoa, abgespült
- 2 Tassen Gemüsebrühe
- 1 Esslöffel Olivenöl

- 1/4 Tasse gehackter frischer Dill
- 1 Esslöffel Zitronensaft
- Salz und Pfeffer nach Geschmack

Anweisungen:

➢ Ofen auf 200°C (400°F) vorheizen.

➢ Den Lachs zubereiten: Lachs mit Olivenöl, Thymian, Salz und Pfeffer beträufeln. Auf einem mit Backpapier ausgelegten Backblech anrichten.

➢ Gemüse anbraten: Paprika, Zucchini, Kürbis und Zwiebel mit Olivenöl, Oregano, Salz und Pfeffer vermengen. Auf einem separaten Backblech verteilen.

➢ Lachs und Gemüse gleichzeitig 20-25 Minuten backen, oder bis der Lachs gar und das Gemüse weich ist.

Quinoa kochen: Während Lachs und Gemüse backen, abgespülten Quinoa, Gemüsebrühe und Olivenöl in einem Topf verrühren. Zum Kochen bringen, dann die Hitze reduzieren und 15 Minuten köcheln lassen, oder bis Quinoa luftig und durchgegart ist. Mit einer Gabel auflockern.

Zitronen-Dill-Sauce zubereiten: Gehackten Dill, Zitronensaft, Salz und Pfeffer unter den gekochten Quinoa rühren.

➤ Lachs mit geröstetem Gemüse und Zitronen-Dill-Quinoa servieren.

Nährwertangaben:

Kalorien: 400-450 pro Portion

Protein: 30-35g pro Portion

Kohlenhydrate: 40-45g pro Portion

Fett: 15-20g pro Portion

Ballaststoffe: 5-10g pro Portion

Vitamine: A, C, E (aus Gemüse)

Mineralstoffe: Eisen, Selen, Omega-3-Fettsäuren (aus Lachs)

Zusätzliche Präferenz:
Verwenden Sie vorgeschnittenes Gemüse für eine schnellere Zubereitungszeit.
Ersetzen Sie Lachs durch andere Fische wie Kabeljau oder Heilbutt.
Mit braunem Reis oder Vollkornnudeln als Alternative zu Quinoa servieren.
Die Menge an Dill und Zitronensaft nach Geschmack anpassen.

2. One-Pot-Hühnchen und Gemüse

Für: 2

Zubereitungszeit: 10 Minuten

Zubereitungszeit: 30 Minuten

Zutaten:

- 1 Esslöffel Olivenöl
- 1 Zwiebel, gehackt
- 2 Knoblauchzehen, gehackt
- 1 Teelöffel gemahlener Kurkuma
- 1/2 Teelöffel gemahlener Ingwer
- 1/4 Teelöffel gemahlener Kreuzkümmel
- 1/4 Teelöffel Chilipulver (optional)
- 1 (14,5 oz) Dose gewürfelte Tomaten, nicht abgetropft

- 1 Tasse Gemüsebrühe

- 1/2 Tasse Kokosmilch

- 1 Hähnchenbrust ohne Knochen, ohne Haut, in mundgerechte Stücke geschnitten

- 1/2 Tasse gefrorene Erbsen

- 1/4 Tasse gehackter frischer Koriander

- Salz und Pfeffer nach Geschmack

- Gekochter brauner Reis, zum Servieren (optional)

Anweisungen:

➢ Olivenöl in einem großen Topf oder Schmortopf bei mittlerer Hitze erhitzen.

➢ Zwiebel dazugeben und ca. 5 Minuten anbraten, bis sie weich sind.

➢ Knoblauch, Kurkuma, Ingwer, Kreuzkümmel und Chilipulver (falls verwendet) hinzufügen. 1 Minute unter ständigem Rühren kochen lassen.

➢ Tomatenwürfel, Gemüsebrühe und Kokosmilch unterrühren. Zum Köcheln bringen.

➢ Hähnchenbruststücke dazugeben und 10-15 Minuten garen, bis das Hähnchen durchgegart und innen nicht mehr rosa ist.

➢ Gefrorene Erbsen unterrühren und weitere 2-3 Minuten kochen lassen, bis sie aufgetaut und durcherhitzt sind.

➢ Vom Herd nehmen und frischen Koriander unterrühren. Mit Salz und Pfeffer abschmecken.

➢ Nach Belieben über gekochtem braunem Reis servieren.

Nährwertangaben:

Kalorien: 350-400 pro Portion

Protein: 30-35g pro Portion

Kohlenhydrate: 30-35g pro Portion

Fett: 15-20g pro Portion

Ballaststoffe: 5-10g pro Portion

Vitamine: A, C, E (aus Gemüse)

Mineralstoffe: Eisen, Selen (aus Huhn)

Zusätzliche Präferenz:
Verwenden Sie vorgeschnittenes Gemüse für eine schnellere Zubereitungszeit.
Ersetze Kichererbsen oder andere Bohnen aus der Dose durch Hühnchen für eine vegetarische Option.

> Stellen Sie die Menge des Chilipulvers auf den gewünschten Schärfegrad ein.
>
> Mit Limettenspalten und Joghurt garnieren, um zusätzlichen Geschmack und Eiweiß zu erhalten.

3. Linsen-Hirtenkuchen mit cremigem Süßkartoffelpüree

Für: 2

Zubereitungszeit: 20 Minuten

Zubereitungszeit: 30 Minuten

Zutaten:

Für die Linsenfüllung:

- 1 Esslöffel Olivenöl
- 1 Zwiebel, gehackt

- 1 Karotte, gehackt

- 1 Stange Sellerie, gehackt

- 2 Knoblauchzehen, gehackt

- 1 Tasse braune Linsen, abgespült

- 4 Tassen Gemüsebrühe

- 1 (14,5 oz) Dose gewürfelte Tomaten, nicht abgetropft

- 1/2 Tasse gefrorene Erbsen

- 1 Esslöffel gehackter frischer Rosmarin

- Salz und Pfeffer nach Geschmack

Für das cremige Süßkartoffelpüree:

- 1 mittelgroße Süßkartoffel, geschält und in Würfel geschnitten

- 1/2 Tasse Gemüsebrühe

- 1/4 Tasse ungesüßte Mandelmilch

- 1 Esslöffel Olivenöl

- Salz und Pfeffer nach Geschmack

| Anweisungen: |

➢ Die Linsenfüllung zubereiten: Olivenöl in einem großen Topf oder Schmortopf bei mittlerer Hitze erhitzen. Zwiebel, Karotte und Sellerie hinzufügen und ca. 5 Minuten kochen, bis sie weich sind.

➢ Knoblauch dazugeben und eine weitere Minute anbraten.

➢ Linsen, Gemüsebrühe, Tomatenwürfel und Rosmarin unterrühren. Zum Kochen bringen, dann die Hitze reduzieren und 20 Minuten köcheln lassen, bis die Linsen weich sind.

➢ Gefrorene Erbsen unterrühren und weitere 2-3 Minuten kochen lassen, bis sie aufgetaut und durcherhitzt sind. Mit Salz und Pfeffer abschmecken.

➤ Zubereitung des cremigen Süßkartoffelpüree: Während die Linsenfüllung köchelt, Süßkartoffelwürfel dämpfen oder kochen, bis sie weich sind.

➤ Süßkartoffeln mit Gemüsebrühe, Mandelmilch, Olivenöl, Salz und Pfeffer pürieren, bis eine glatte und cremige Masse entsteht.

Zum Zusammenbauen:

➤ Backofen auf 190°C (375°F) vorheizen.

➤ Die Linsenfüllung in eine Auflaufform geben. Mit cremigem Süßkartoffelpüree belegen und gleichmäßig verteilen.

> 15-20 Minuten backen, bis die Kartoffeln durchgegart sind und leicht gebräunt sind.

Nährwertangaben:

Kalorien: 400-450 pro Portion

Eiweiß: 25-30g pro Portion

Kohlenhydrate: 50-55g pro Portion

Fett: 10-15g pro Portion

Ballaststoffe: 10-15g pro Portion

Vitamine: A, C, E (aus Gemüse)

Mineralstoffe: Eisen, Magnesium, Kalium (aus Linsen)

Zusätzliche Präferenz:

Verwenden Sie vorgewaschenes und gehacktes Gemüse für eine schnellere Zubereitungszeit.
Ersetzen Sie Linsen durch gehackten Truthahn oder Huhn, um eine proteinreichere Option zu erhalten.
Fügen Sie vor dem Backen eine Prise geriebenen Käse hinzu, um den Geschmack zu erhöhen.
Mit einem Beilagensalat für eine komplette Mahlzeit servieren.

4. Hähnchenpfanne mit braunem Reis und Sesam-Ingwersauce

Für: 2

Zubereitungszeit: 10 Minuten

Zubereitungszeit: 15 Minuten

Zutaten:

Für die Hähnchenpfanne:

- 1 Esslöffel Olivenöl
- 1 Hähnchenbrust ohne Knochen, ohne Haut, in dünne Streifen geschnitten
- 1 Paprika, in Scheiben geschnitten
- 1/2 Tasse Brokkoliröschen
- 1/4 Tasse Zuckerschoten
- 2 Esslöffel Sojasauce (bevorzugt natriumarm)
- 1 Esslöffel Reisessig
- 1 Esslöffel Honig
- 1 Teelöffel geriebener Ingwer
- 1/2 Teelöffel Sesamöl
- Gekochter brauner Reis zum Servieren

- Für die Sesam-Ingwer-Sauce (optional):
- 1 Esslöffel Sojasauce (bevorzugt natriumarm)
- 1 Esslöffel Reisessig
- 1 Esslöffel Sesamöl
- 1 Teelöffel geriebener Ingwer
- 1 Teelöffel Honig

Anweisungen:

- Olivenöl in einer großen Pfanne oder im Wok bei mittlerer bis hoher Hitze erhitzen.
- Hähnchenstreifen dazugeben und goldbraun kochen und ca. 5 Minuten garen.
- Paprika, Brokkoli und Zuckerschoten hinzufügen. Unter Rühren 2-3

Minuten anbraten, bis das Gemüse zart-knackig ist.

➢ In einer kleinen Schüssel Sojasauce, Reisessig, Honig, Ingwer und Sesamöl verquirlen. Die Sauce über die Pfanne gießen und eine weitere Minute kochen lassen, bis sie durcherhitzt ist.

➢ Sofort über gekochtem braunem Reis servieren.

Für die Sesam-Ingwer-Soße:

➢ In einer kleinen Schüssel Sojasauce (vorzugsweise natriumarm), Reisessig, Sesamöl, geriebenen Ingwer und Honig verquirlen. Diese Soße kann zubereitet werden, während das Huhn und das Gemüse kochen.

Nährwertangaben:

Kalorien: 350-400 pro Portion

Protein: 30-35g pro Portion

Kohlenhydrate: 40-45g pro Portion

Fett: 10-15g pro Portion

Ballaststoffe: 5-10g pro Portion

Vitamine: A, C, E (aus Gemüse)

Mineralstoffe: Eisen, Selen (aus Huhn)

Zusätzliche Präferenz:
Verwenden Sie vorgeschnittenes Gemüse für eine schnellere Zubereitungszeit.
Ersetze Tofu oder Tempeh durch Hühnchen für eine vegetarische Option.
Passen Sie die Honigmenge an den gewünschten Süßegrad an.

> Mit einer Prise Sesam für zusätzlichen Geschmack und Textur servieren.

5. Cremige Tomaten-Zucchini-Nudeln mit Lachs

Für: 2

Zubereitungszeit: 15 Minuten

Zubereitungszeit: 20 Minuten

Zutaten:

Für die cremige Tomatensoße:

- 1 Esslöffel Olivenöl
- 1 Zwiebel, gehackt
- 1 Knoblauchzehe, gehackt

- 1 (14,5 oz) Dose gewürfelte Tomaten, nicht abgetropft
- 1/2 Tasse Gemüsebrühe
- 1/4 Tasse leichter Frischkäse, weich
- 1 Esslöffel gehacktes frisches Basilikum
- Salz und Pfeffer nach Geschmack

Für den Rest:

- 4 Unzen Lachsfilet, mit oder ohne Haut
- 1 mittelgroße Zucchini, spiralisiert oder in dünne Scheiben geschnitten
- 8 Unzen Vollkornnudeln, gekocht nach Packungsanweisung

Anweisungen:

➢ Die cremige Tomatensoße zubereiten: Olivenöl in einer großen Pfanne bei mittlerer Hitze erhitzen. Zwiebel dazugeben und ca. 5 Minuten anbraten, bis sie weich sind.

➢ Knoblauch dazugeben und eine weitere Minute anbraten.

➢ Tomatenwürfel, Gemüsebrühe und Frischkäse unterrühren. Zum Köcheln bringen und 5 Minuten kochen lassen, dabei gelegentlich umrühren.

➢ Vom Herd nehmen und frisches Basilikum unterrühren. Mit Salz und Pfeffer abschmecken.

Lachs und Zucchini kochen:

➢ Ofen auf 200°C (400°F) vorheizen. Lachs mit Salz und Pfeffer würzen. 10-12 Minuten backen, bis sie gar sind.

➢ Während der Lachs backt, eine separate Pfanne mit einem Spritzer Olivenöl erhitzen. Die Zucchini 2-3 Minuten anbraten, bis sie zart-knusprig sind.

Die Schale zusammenbauen:

Gekochte Nudeln abgießen und mit cremiger Tomatensauce vermengen. Die Nudeln auf Teller verteilen. Mit Zucchinistreifen und Lachsflocken belegen.

Nährwertangaben:

Kalorien: 400-450 pro Portion

Eiweiß: 35-40g pro Portion

Kohlenhydrate: 40-45g pro Portion

Fett: 15-20g pro Portion

Ballaststoffe: 5-10g pro Portion

Vitamine: A, C, E (aus Gemüse)

Mineralstoffe: Eisen, Selen, Omega-3-Fettsäuren (aus Lachs)

Zusätzliche Präferenz:
Verwende vorgeschnittene oder spiralisierte Zucchini für eine schnellere Zubereitung.
Ersetzen Sie Lachs durch andere Fische wie Kabeljau oder Heilbutt.
Passen Sie die Menge des Frischkäses an, um die gewünschte Cremigkeit zu erzielen.
Mit zusätzlichen frischen Kräutern wie Petersilie oder Dill garnieren.

6. Veggie-Tofu-Rührei mit Kurkuma-Reis

Für: 2

Zubereitungszeit: 10 Minuten

Zubereitungszeit: 15 Minuten

Zutaten:

Für das Veggie & Tofu Scramble:

- 1 Esslöffel Olivenöl
- 1/2 Zwiebel, gehackt
- 1/2 Paprika, gehackt
- 1/2 Tasse gehackte Champignons
- 1 Knoblauchzehe, gehackt
- 1/2 Tasse zerbröckelter Tofu
- 1/4 Tasse gehackter frischer Spinat
- 1/4 Tasse ungesüßte pflanzliche Milch
- 1/4 Teelöffel Kurkuma
- Salz und Pfeffer nach Geschmack

Für den Kurkuma-Reis:

- 1/2 Tasse weißer Reis, abgespült
- 1 Tasse Gemüsebrühe
- 1/4 Teelöffel Kurkuma
- Salz und Pfeffer nach Geschmack

Anweisungen:

Kurkuma-Reis kochen:

Abgespülten Reis, Gemüsebrühe, Kurkuma, Salz und Pfeffer in einem Topf vermischen. Zum Kochen bringen, dann die Hitze reduzieren und 15 Minuten köcheln lassen, oder bis der Reis durchgegart ist und die Brühe aufgesogen ist. Mit einer Gabel auflockern.

Zubereitung des Veggie & Tofu Scramble:
Während der Reis kocht, Olivenöl in einer großen Pfanne bei mittlerer Hitze erhitzen. Zwiebel, Paprika und Champignons hinzufügen und ca. 5 Minuten kochen, bis sie weich sind.

Knoblauch dazugeben und eine weitere Minute anbraten.

Zerbröckelten Tofu unterrühren und 2-3 Minuten kochen lassen, dabei mit einem Spatel zerkleinern.

Spinat und Pflanzenmilch dazugeben und kochen, bis der Spinat welk ist.

Kurkuma, Salz und Pfeffer nach Geschmack unterrühren.

Gemüse und Tofu-Rührei auf Kurkuma-Reis servieren.

Nährwertangaben:

Kalorien: 350-400 pro Portion

Eiweiß: 25-30g pro Portion

Kohlenhydrate: 40-45g pro Portion

Fett: 10-15g pro Portion

Ballaststoffe: 5-10g pro Portion

Vitamine: A, C, E (aus Gemüse)

Mineralstoffe: Eisen, Kalzium (aus Tofu)

Zusätzliche Präferenz:
Ersetzen Sie Tofu durch Kichererbsen oder andere gekochte Bohnen, um mehr Protein und Textur zu erhalten.
Verwenden Sie vorgeschnittenes Gemüse für eine schnellere Zubereitungszeit.
Füge eine Prise Hefeflocken hinzu, um einen käsigen Geschmack zu erhalten.
Mit einer Beilage aus Avocadoscheiben servieren, um zusätzliche gesunde Fette zu erhalten.

DESSERTS UND SNACKS

Cremiges Fruchtparfait mit Granola

Für: 2

Zubereitungszeit: 10 Minuten

Zutaten:

- 1/2 Tasse griechischer Naturjoghurt
- 1 Esslöffel Honig
- 1/4 Teelöffel Vanilleextrakt
- 1/2 Tasse gemischte Beeren (frisch oder gefroren)
- 1/4 Tasse Müsli (vorzugsweise ungesüßt)

Anweisungen:

- In einer kleinen Schüssel griechischen Joghurt, Honig und Vanilleextrakt verquirlen, bis eine glatte und cremige Masse entsteht.

- Die Joghurtmischung gleichmäßig auf zwei kleine Gläser oder Schüsseln verteilen.

- Jede Portion mit der Hälfte der gemischten Beeren und der Hälfte des Müsli belegen.

- Sofort genießen oder für einen gekühlten Genuss in den Kühlschrank stellen.

Nährwertangaben:

Kalorien: 250-300 pro Portion

Protein: 15-20g pro Portion

Kohlenhydrate: 30-35g pro Portion

Fett: 5-10g pro Portion

Ballaststoffe: 5-10g pro Portion

Vitamine: A, C (aus Beeren)

Mineralstoffe: Kalzium (aus Joghurt)

Zusätzliche Präferenz:
Ersetze Beeren durch andere Früchte wie Melone, Mango oder Ananas.
Verwenden Sie fettarmes Müsli oder hausgemachtes Müsli für eine fettärmere Option.
Mit einem Teelöffel geschmolzener dunkler Schokolade beträufeln, um den Geschmack zu erhöhen.

> Mit Chiasamen oder gehackten Nüssen bestreuen, um mehr Protein und Textur zu erhalten.

2.   Bratapfelchips mit Zimt

Für: 2

Zubereitungszeit: 15 Minuten

Kochzeit: 40-45 Minuten

Zutaten:

- 2 mittelgroße Äpfel (säuerliche Sorten wie Granny Smith funktionieren am besten)
- 1/2 Teelöffel gemahlener Zimt
- 1/4 Teelöffel gemahlene Muskatnuss (optional)

Anweisungen:

➢ Backofen auf 93°C (200°F) vorheizen. Ein Backblech mit Backpapier auslegen.

➢ Die Äpfel waschen und in dünne Scheiben schneiden (ca. 1/8 cm dick).

➢ Apfelscheiben in einer Schicht auf dem vorbereiteten Backblech verteilen.

➢ Mit Zimt und Muskatnuss bestreuen (falls verwendet).

➢ 40-45 Minuten backen, bis die Äpfel trocken und knusprig sind, und nach der Hälfte des Backens wenden.

➢ Vor dem Servieren komplett abkühlen lassen.

Nährwertangaben:

Kalorien: 100-120 pro Portion

Eiweiß: 1 g pro Portion

Kohlenhydrate: 25-30g pro Portion

Fett: 1g pro Portion

Ballaststoffe: 5-7g pro Portion

Vitamine: A, C (aus Äpfeln)

Mineralstoffe: Kalium (aus Äpfeln)

Zusätzliche Präferenz:
Mit etwas Zitronensaft beträufeln, um eine Bräunung zu verhindern.
Experimentieren Sie mit verschiedenen Gewürzen wie Ingwer, Kürbisgewürz oder Kardamom.

> Genießen Sie hausgemachte Apfelchips pur oder kombinieren Sie sie mit Joghurt, Nussmus oder Käse.

3. No-Bake Energy Bites mit Datteln und Nüssen

Portionen: 10-12

Zubereitungszeit: 10 Minuten

Zutaten:

- 1 Tasse entsteinte Medjool-Datteln
- 1/2 Tasse Haferflocken
- 1/4 Tasse ungesüßte Kokosraspeln
- 1/4 Tasse gehackte Walnüsse oder Mandeln

- 1 Esslöffel Chiasamen
- 1 Esslöffel gemahlener Zimt
- Prise Meersalz

Anweisungen:

➢ In einer Küchenmaschine Datteln pürieren, bis sie eine klebrige Paste bilden.

➢ Fügen Sie die restlichen Zutaten hinzu und pulsieren Sie, bis alles gut vermischt ist, und halten Sie an, um die Seiten nach Bedarf abzukratzen. Die Mischung sollte klebrig sein, aber ihre Form behalten, wenn sie gepresst wird.

➢ Mit nassen Händen die Mischung zu mundgerechten Kugeln rollen.

➢ Vor dem Servieren mindestens 30 Minuten in den Kühlschrank stellen.

Nährwertangaben:

Kalorien: 150-170 pro Portion

Protein: 4-5g pro Portion

Kohlenhydrate: 25-30g pro Portion

Fett: 5-7g pro Portion

Ballaststoffe: 5-7g pro Portion

Vitamine: A, C (aus Datteln)

Mineralstoffe: Magnesium, Eisen (aus Nüssen)

Zusätzliche Präferenz:

Ersetze Datteln durch andere Trockenfrüchte wie Aprikosen oder Rosinen.

Verwende für Abwechslung unterschiedliches Nussmus oder Sonnenblumenkerne.
Rollen Sie sie in ungesüßtem Kakaopulver oder Hanfsamen für zusätzlichen Geschmack und Textur.
Bewahre Reste in einem luftdichten Behälter bis zu einer Woche im Kühlschrank auf.

4. Bananenpfannkuchen mit griechischem Joghurt und Beeren

Für: 2

Zubereitungszeit: 10 Minuten

Kochzeit: 5 Minuten pro Pfannkuchen

Zutaten:

- 1 reife Banane
- 1/4 Tasse Haferflocken
- 1/4 Tasse griechischer Naturjoghurt
- 1 Ei
- 1/4 Teelöffel Vanilleextrakt
- Prise gemahlener Zimt
- Kochspray oder Butter

- Beeren nach Wahl (frisch oder tiefgekühlt)

Anweisungen:

- Die Banane in einer Schüssel zerdrücken.

- Haferflocken, griechischen Joghurt, Ei, Vanilleextrakt und Zimt hinzufügen. Gut verrühren, bis ein Teig entsteht.

- Eine große beschichtete Pfanne bei mittlerer Hitze erhitzen. Leicht mit Kochspray oder Butter bestreichen.

- Gießen Sie 1/4 Tasse Teig pro Pfannkuchen in die Pfanne. 2-3 Minuten pro Seite kochen lassen, bis sie goldbraun und durchgegart sind.

- Pfannkuchen vorsichtig wenden und weitere 2-3 Minuten backen.

- Servieren Sie Pfannkuchen mit frischen oder gefrorenen Beeren.

Nährwertangaben:

Kalorien: 250-300 pro Portion

Protein: 15-20g pro Portion

Kohlenhydrate: 30-35g pro Portion

Fett: 5-10g pro Portion

Ballaststoffe: 5-7g pro Portion

Vitamine: A, C (aus Beeren)

Mineralstoffe: Kalium (aus Banane)

Zusätzliche Präferenz:

Füge ein paar Chiasamen oder Leinsamen zum Teig hinzu, um zusätzliche Ballaststoffe zu erhalten.

Verwende Buttermilch anstelle von griechischem Joghurt für einen würzigeren Geschmack.
Mit einem Spritzer Honig oder Ahornsirup für einen Hauch von Süße garnieren.
Machen Sie eine lustige Präsentation, indem Sie Pfannkuchen stapeln und ein Smiley-Gesicht mit Beeren und Joghurt erstellen.

5. Gewürzte geröstete Kichererbsen mit Kräutern

Für: 2

Zubereitungszeit: 10 Minuten

Kochzeit: 30-35 Minuten

Zutaten:

- 1 (15 oz) Dose Kichererbsen, abgetropft und abgespült
- 1 Esslöffel Olivenöl
- 1 Teelöffel gemahlener Kreuzkümmel
- 1/2 Teelöffel gemahlener Koriander
- 1/4 Teelöffel geräucherter Paprika
- Prise Cayennepfeffer (optional)
- 1/4 Teelöffel getrockneter Oregano
- Salz und Pfeffer nach Geschmack
- Gehackte frische Petersilie, zum Garnieren (optional)

Anweisungen:

- ➢ Ofen auf 200°C (400°F) vorheizen. Ein Backblech mit Backpapier auslegen.
- ➢ Kichererbsen mit einem Papiertuch trocken tupfen.
- ➢ In einer großen Schüssel Kichererbsen mit Olivenöl, Kreuzkümmel, Koriander, Paprika, Cayennepfeffer (falls verwendet) und Oregano vermengen. Mit Salz und Pfeffer abschmecken.
- ➢ Kichererbsen gleichmäßig auf dem vorbereiteten Backblech verteilen.
- ➢ 30-35 Minuten rösten, bis die Kichererbsen goldbraun und leicht knusprig sind, dabei gelegentlich umrühren.

> ➤ Warm oder bei Zimmertemperatur servieren, garniert mit frischer Petersilie (optional).

Nährwertangaben:

Kalorien: 200-220 pro Portion

Protein: 10-12g pro Portion

Kohlenhydrate: 25-30g pro Portion

Fett: 5-7g pro Portion

Ballaststoffe: 5-7g pro Portion

Mineralstoffe: Eisen, Magnesium (aus Kichererbsen)

Zusätzliche Präferenz:

Verwenden Sie verschiedene Gewürze wie Kurkuma, Knoblauchpulver oder Chilipulver für Geschmacksvariationen.

Braten Sie mit gehacktem Gemüse wie Paprika oder Karotten, um zusätzliche Nährstoffe zu erhalten.

Servieren Sie sie als Snack pur oder verwenden Sie sie zum Belegen von Salaten, Suppen oder Joghurtschalen.

6. Gefrorene Joghurtrinde mit Beeren und Müsli

Für 4 Personen

Zubereitungszeit: 10 Minuten

Gefrierzeit: 2-3 Stunden

Zutaten:

- 1 (16 oz) Behälter griechischer Naturjoghurt
- 1/2 Tasse gemischte Beeren (frisch oder gefroren)
- 1/4 Tasse ungesüßtes Müsli

Anweisungen:

- Ein Backblech mit Backpapier auslegen.
- Den griechischen Joghurt gleichmäßig auf dem vorbereiteten Backblech verteilen.
- Mit Beeren und Müsli belegen und vorsichtig in den Joghurt drücken.

- ➢ Für 2-3 Stunden einfrieren, oder bis der Joghurt fest ist.
- ➢ Die gefrorene Joghurtrinde in Stücke brechen und genießen.

Nährwertangaben:

Kalorien: 200-220 pro Portion

Protein: 15-20g pro Portion

Kohlenhydrate: 25-30g pro Portion

Fett: 5-7g pro Portion

Ballaststoffe: 5-7g pro Portion

Vitamine: A, C (aus Beeren)

Mineralstoffe: Kalzium (aus Joghurt)

Zusätzliche Präferenz:

Verwenden Sie verschiedene Früchte wie gehackte Mango, Ananas oder Kiwi für Abwechslung.

Träufeln Sie geschmolzene dunkle Schokolade oder Nussbutter über den Joghurt, bevor Sie ihn einfrieren, um einen zusätzlichen Genuss zu erhalten.

Bereite einzelne Portionen zu, indem du anstelle eines Backblechs kleine Muffinförmchen verwendest.

Werden Sie kreativ mit Toppings! Verwende gehackte Nüsse, Samen, Kokosraspeln oder sogar Streusel.

SMOOTHIE UND SAFT

1. Karotten- und Rote-Bete-Saft mit Ingwer

Für: 1

Zubereitungszeit: 5 Minuten

Zutaten:

- 2 mittelgroße Karotten, gehackt
- 1 mittelgroße Rote Bete, geschält und gehackt
- 1/2 Apfel, entkernt und gehackt
- 1/2 Zoll Stück Ingwer, geschält und gehackt
- 1/4 Tasse Wasser (optional)

Anweisungen:

- ➢ Alle Zutaten waschen und klein schneiden.
- ➢ Geben Sie die Zutaten in einen Entsafter und wechseln Sie dabei zwischen härterem und weicherem Obst/Gemüse ab.
- ➢ Füge bei Bedarf Wasser hinzu, um das Entsaften zu erleichtern.
- ➢ Sofort trinken, um den frischesten Geschmack zu erhalten.

Nährwertangaben:

Kalorien: 100-120

Eiweiß: 2-3g

Kohlenhydrate: 20-25g

Fett: 1-2g

Ballaststoffe: 5-7g

Vitamine: A, C (aus Karotten und Rüben)

Mineralstoffe: Kalium, Eisen (aus Rüben)

Zusätzliche Präferenz:
Ersetze andere Gemüsesorten wie Sellerie, Gurke oder Spinat durch Abwechslung.
Füge einen Spritzer Zitrone hinzu, um einen helleren Geschmack zu erzielen.
Den Saft nach Belieben abseihen, um eine glattere Textur zu erhalten.
Wenn das Entsaften nicht möglich ist, mischen Sie die Zutaten mit Wasser und seihen Sie sie durch ein Mulltuch, um ein ähnliches Getränk zu erhalten.

2.   Berrylicious Immunitäts-Booster-Smoothie

Für: 1

Zubereitungszeit: 5 Minuten

Zutaten:

- 1 Tasse gemischte Beeren (frisch oder gefroren)
- 1 Tasse Blattspinat
- 1/2 gefrorene Banane
- 1/4 Tasse griechischer Naturjoghurt
- 1/4 Tasse ungesüßte pflanzliche Milch (Haferflocken, Cashewnüsse usw.)
- 1 Esslöffel Chiasamen
- 1/2 Teelöffel gemahlener Zimt
- Eiswürfel (optional)

Anweisungen:

- ➢ Alle Zutaten in einem Mixer pürieren, bis sie glatt und cremig sind.
- ➢ Füge nach Belieben Eiswürfel hinzu, um eine dickere Konsistenz zu erhalten.
- ➢ Sofort genießen!

Nährwertangaben:

Kalorien: 300-350

Eiweiß: 15-20g

Kohlenhydrate: 45-50g

Fett: 7-10g

Ballaststoffe: 8-10g

Vitamine: A, C, E (aus Beeren und Spinat)

Mineralstoffe: Kalium, Mangan (aus Beeren)

Zusätzliche Präferenz:
Verwenden Sie verschiedene Beerenkombinationen wie Heidelbeeren, Himbeeren, Erdbeeren oder Kirschen.
Ersetzen Sie Spinat durch anderes Gemüse wie Grünkohl oder Römersalat.
Füge einen Messlöffel Proteinpulver hinzu, um einen zusätzlichen Proteinschub zu erhalten.
Mit einem Teelöffel Honig oder Ahornsirup beträufeln für einen Hauch von Süße

3.   Zitrus-Glow-Smoothie

Für: 1

Zubereitungszeit: 5 Minuten

Zutaten:

- 1/2 mittelgroße Grapefruit, geschält und geschnitten
- 1/2 Orange, geschält und geschnitten
- 1/2 Tasse Babykarotten, gehackt
- 1/2 Gurke, geschält und gehackt
- 1 Tasse Wasser
- 1/4 Tasse Crushed Ice (optional)

Anweisungen:

➤ Alle Zutaten in einem Mixer pürieren, bis eine glatte Masse entsteht.

➤ Füge nach Belieben Crushed Ice hinzu, um ein kälteres Getränk zu erhalten.

➤ Sofort genießen!

Nährwertangaben:

Kalorien: 150-200

Eiweiß: 2-3g

Kohlenhydrate: 25-30g

Fett: 1-2g

Ballaststoffe: 3-5g

Vitamine: A und C (aus Zitrusfrüchten)

Mineralstoffe: Kalium, Kalzium (aus Orange)

Zusätzliche Präferenz:
Ersetzen Sie Grapefruit oder Orange durch andere Zitrusfrüchte wie Ananas oder Mandarinen.
Füge eine Handvoll Spinat oder Grünkohl hinzu, um zusätzliche Nährstoffe zu erhalten.
Verwende frischen Ingwer statt Karotten für einen würzigen Kick.
Für die Süße mit ein paar Tropfen flüssigem Stevia oder Mönchsfruchtextrakt beträufeln.

4. Kürbis-Power-Smoothie

Für: 1

Zubereitungszeit: 5 Minuten

Zutaten:

- 1/2 Tasse Kürbispüree aus der Dose
- 1 Tasse Blattspinat
- 1/2 gefrorene Banane
- 1/4 Tasse griechischer Naturjoghurt
- 1/4 Tasse ungesüßte pflanzliche Milch (Mandel, Kokosnuss usw.)
- 1 Esslöffel Kürbiskerne
- 1/2 Teelöffel gemahlener Zimt
- 1/4 Teelöffel gemahlener Ingwer
- Eiswürfel (optional)

Anweisungen:

➢ Alle Zutaten in einem Mixer pürieren, bis sie glatt und cremig sind.

➢ Füge nach Belieben Eiswürfel hinzu, um eine dickere Konsistenz zu erhalten.

➢ Sofort genießen!

Nährwertangaben:

Kalorien: 300-350

Eiweiß: 10-15g

Kohlenhydrate: 40-45g

Fett: 5-7g

Ballaststoffe: 8-10g

Vitamine: A, C, E (aus Kürbis und Spinat)

Mineralstoffe: Kalium, Magnesium (aus Kürbiskernen)

Zusätzliche Präferenz:
Verwenden Sie frischen oder gefrorenen Kürbis anstelle von Kürbispüree aus der

Dose, um einen etwas anderen Geschmack und eine andere Textur zu erhalten.
Ersetzen Sie Spinat durch anderes Gemüse wie Grünkohl oder Römersalat.
Füge einen Messlöffel Proteinpulver hinzu, um einen zusätzlichen Proteinschub zu erhalten.
Mit einem Teelöffel Honig oder Ahornsirup beträufeln, um einen Hauch von Süße zu erhalten.

5. Tropischer Saft bei Sonnenuntergang

Für: 1

Zubereitungszeit: 5 Minuten

Zutaten:

- 1/2 Tasse geschälte Ananasstücke
- 1/2 Mango, geschält und entsteint
- 1/2 Orange, geschält und geschnitten
- 1/4 Tasse rote Paprika, gehackt
- 1/4 Tasse Wasser (optional)

Anweisungen:

- Alle Zutaten waschen und klein schneiden.
- Geben Sie die Zutaten in einen Entsafter und wechseln Sie dabei zwischen härterem und weicherem Obst/Gemüse ab.
- Füge bei Bedarf Wasser hinzu, um das Entsaften zu erleichtern.
- Sofort trinken, um den frischesten Geschmack zu erhalten.

Nährwertangaben:

Kalorien: 100-120

Eiweiß: 2-3g

Kohlenhydrate: 20-25g

Fett: 1-2g

Ballaststoffe: 3-5g

Vitamine: A und C (aus Ananas und Mango)

Mineralstoffe: Kalium, Mangan (aus Ananas)

Zusätzliche Präferenz:
Ersetze Mango durch andere tropische Früchte wie Papaya oder Kiwi.
Füge einen Spritzer Limette hinzu, um einen helleren Geschmack zu erzielen.

Den Saft nach Belieben abseihen, um eine glattere Textur zu erhalten.

Wenn das Entsaften nicht möglich ist, mischen Sie die Zutaten mit Wasser und seihen Sie sie durch ein Mulltuch, um ein ähnliches Getränk zu erhalten.

SCHLUSSFOLGERUNG

Wenn Sie die letzte Seite dieses Kochbuchs umblättern, ist es kein Abschied, sondern eher ein "Bis bald" auf Ihrem Weg zu kulinarischer Zufriedenheit und optimaler Gesundheit. Die Rezepte auf diesen Seiten wurden nicht nur so konzipiert, dass sie köstlich sind, sondern Ihnen auch helfen, sich mit Zuversicht und Spaß in der kulinarischen Welt zurechtzufinden.

Denken Sie daran, dass es keine Einheitslösung für eine gesunde Ernährung während und nach der Krebsbehandlung gibt.

Dieses Buch hat Ihnen einen Ausgangspunkt gegeben, eine Fundgrube an Ideen, die Ihre Fantasie anregen und Sie dazu inspirieren, zielgerichtet zu kochen. Aber wahre kulinarische Befriedigung entsteht, wenn Sie diese Rezepte an Ihre spezifischen Vorlieben anpassen und sie an Ihre sich ändernden Anforderungen anpassen.

Akzeptieren Sie die Flexibilität, zu experimentieren, zu ersetzen und zu personalisieren. Entdecken Sie das riesige Universum der Aromen und Empfindungen, das Sie erwartet, und lassen Sie sich von verschiedenen Küchen und kulturellen Traditionen inspirieren.

Erlaube deiner Küche, eine Oase des Lachens, der gemeinsamen Mahlzeiten und des einfachen Vergnügens zu sein, deinen Körper mit Liebe zu nähren.

Denken Sie vor allem daran, dass Lebensmittel mehr als nur eine Energiequelle sind. Es ist auch eine starke Waffe für die allgemeine Gesundheit. Möge dieses Buch auf Ihrem Weg zur Genesung und Ganzheit zu einem geschätzten Begleiter werden, der Sie daran erinnert, dass jeder Bissen, der mit Achtsamkeit und Dankbarkeit eingenommen wird, zu einem gesünderen, glücklicheren Ich beiträgt.